Marianna da Cunha Canova Costa

MATERNIDADE ~~im~~POSSÍVEL

crônicas de uma mãe pedagoga

Editora Verso

Editora InVerso
® 2020. Editora Inverso

R. Doutor Goulin, 1523 Alto da Glória
CEP 80040-280 Curitiba-PR
(41) 3254-1616 e (41) 3558-8001
editorainverso@editorainverso.com.br
www.editorainverso.com.br
Facebook.com/editorainverso
Instagram @editorainverso

COORDENAÇÃO EDITORIAL
Cristina Jones
Editora InVerso

CAPA, PROJETO GRÁFICO E ARTE-FINAL
Adriane Baldini

REVISÃO
Carlos W. Jorge

DADOS INTERNACIONAIS DE CATALOGAÇÃO NA PUBLICAÇÃO (CIP)
Mona Youssef Hammoud — CRB/ 9ª 1393

C837m

COSTA, Marianna da Cunha Canova. Maternidade possível:
crônicas de uma mãe pedagoga. Curitiba: InVerso, 2020
88 p. 15 cm x 21 cm - PTBR

ISBN: 978-85-5540-236-4

1. Literatura brasileira 2. Crônicas.
3. Maternidade. I. Título

CDD. B869.2

Literatura brasileira: B869 Crônicas: B869

A todas as mães possíveis.

Como não começar uma lista de agradecimentos em um livro sobre maternidade sem ser pela própria mãe? Dona Marcia foi e é a mãe possível (e perfeita)... que, além de ter a habilidade de estar presente na minha história de vida, compartilha seu conhecimento profissional com centenas de mães e ajuda na reflexão diária da arte da maternidade.

Ao Vítor, "piazinho" de 4 anos que me permite exercer as habilidades da paciência diária na melhor e mais difícil missão.

Ao Beto, companheiro de muitas horas, que divide comigo as angústias e a arte de educar uma criança no mundo de hoje.

Ao Wagner, pai presente que sempre me instigou ao poder da reflexão.

Às mães (e pais) que cruzaram minha vida no Peixinho (escola de que faço parte desde os 4 anos de idade), em especial à Fer (mãe mais que possível) que aceitou de coração aberto o convite para o prefácio deste livro...

Às crianças que nos fazem refletir sempre sobre quais são os caminhos certos...

Obrigada!

Prefácio

Quando estava grávida do Theo, no auge das minhas angústias, incertezas e inseguranças, não era raro ouvir que eu não deveria me preocupar tanto, pois todo mundo me dizia que quando nasce um bebê nasce também uma mãe. E foi assim mesmo que aconteceu: quando meu filho nasceu, ela surgiu — mas o que ninguém me havia contado é que essa mãe recém-nascida também chegaria cheia de angústias, incertezas e inseguranças. Para mim, a única convicção que nasceu junto com a maternidade foi a da eterna dúvida, e muito bem acompanhada pela culpa — a única nessa história a se sentir confiante e segura de si.

A maternidade pode ser cruel, se deixarmos. Essa dúvida, parceira inseparável da culpa, nos leva do céu ao inferno em questão de minutos, coloca à prova nossa sanidade física e mental, exige equilíbrio, força, bom senso e bom humor, quando a vontade é de sair correndo. E no meio do olho do furacão, entre fraldas sujas, birras homéricas ou um brócolis voando do prato, quando a paciência chegava ao limite e meu repertório se esgotava, tudo que eu queria era receber um abraço e ouvir: "Sim, aqui em casa isso também acontece, e, sim, tem jeito."

O livro da Marianna é essa voz acolhedora que surge no meio do caos para nos dizer que tudo se resolve. Amamentação, desfralde, adaptação na escola, viagem a trabalho. Talvez não da forma como gostaríamos, como aprendemos nos livros, como idealizamos. Mas da forma como conseguimos, dentro da nossa rotina, da nossa realidade e do nosso tempo. Seus textos trazem uma mistura rica entre a experiente profissional da educação e a mãe de primeira viagem, com todas as dúvidas e dificuldades inerentes à maternidade. E dessa combinação surge um relato sincero e honesto que nos mostra que às vezes nem toda a experiência do mundo é suficiente para aplacar a dupla dúvida/culpa — o que é maravilhoso, pois tira de nós a responsabilidade de sermos mães "perfeitas". E nos diz, de forma leve e real, que o importante mesmo é sermos mães "possíveis". E é essa maternidade possível, que cabe na vida de cada uma de nós, que o livro da Marianna descreve. Com todo o seu conhecimento profissional e permeado pela sua experiência como mãe, cada texto deste livro é uma ajuda e também um caloroso abraço.

Fernanda Morishita

Sumário

Vida de mãe nos dias de hoje

Minha avó era dona de casa. Seu sonho era ter três filhos e um marido fiel e querido, que a sustentasse e a tratasse com carinho... Ela lavava, passava, limpava, e o jantar era servido pontualmente às 18 horas, com os filhos de banho tomado esperando o papai!

Minha mãe trabalhava fora, sempre quis ter seu negócio e conseguiu. Saía cedo e voltava à noite depois de um dia cheio... A casa limpinha, com a ajuda da nossa querida Néia, um anjo que trabalhou na nossa casa durante 16 anos!

Eu trabalho fora, sou independente financeiramente e divido as contas com meu marido... Saio de casa cedinho, e quando volto a louça está lá, na pia, a roupa no cesto e o jantar por fazer. Chego às 19h30, revezo com o marido o preparo do jantar, o banho do filho (que por enquanto é o único), a hora da brincadeira, a história de boa noite... Arrumar a cama todos os dias? Esqueça... Isso não acontece na minha casa! Amo as terças-feiras! Dia em que a diarista vem para passar roupa, dar uma limpada geral e uma ou outra vez deixar uma sopa pronta para facilitar. Pensa na alegria! Aqui em casa somos devotos da "Santa Lídia da terça-feira"!

Os tempos mudaram... São outros... Papo de velha comparando gerações? Talvez... No entanto, precisamos conversar sobre isso! Fora a necessidade diária de cuidado da casa e dos filhos (que continua a mesma de 50 anos atrás), trabalhamos fora... e o trabalho de fora também vem para dentro de casa num aplicativo chamado Whatsapp e no gerenciamento das redes sociais da empresa. A tecnologia veio para nos ajudar, mas muitas vezes as facilidades misturam os tempos, e nos vemos brincando de carrinho com o filho e respondendo a mensagens do chefe no mesmo horário... algo que não acontecia cinco anos atrás.

Em uma palestra, há duas semanas, sobre a maternidade atual, uma mãe trouxe uma reflexão importante. Os filhos precisam de rotina para se organizar e crescer felizes e sem ansiedade, mas o casamento não pode cair na rotina, senão acaba... E aí? O que fazer?

Como encontrar soluções para gerenciamento de tempo? (Por ironia do destino, recebi um convite nesta semana para ir assistir a uma palestra... O tema? "Como gerenciar seu tempo". Não pude aceitar. O tema central me faltava — se aceitasse, seria o quarto final de semana longe da família devido aos estudos...).

Mãe, profissional, dona de casa, esposa, estudante, amiga, filha. Damos conta de tudo isso? Claro que damos! Encontramos tempo para levar o filho para tomar vacina, ir ao mercado, marcar salão, ir ao Pilates, visitar a avó doente. Mas também pensamos e refletimos sobre possibilidades de melhora.

Pode parecer uma lamentação, mas na verdade é uma reflexão para que possamos pensar em saídas e oportunidades! Para que possamos ser menos exigentes com nós mesmas, não carregar a culpa de não ter uma casa linda e organizada como nossas mães tinham e aceitar uma divisão dos afazeres da casa... Não, a sopa que ele faz não é como a sua... e não tem problema. O filho pode sair com uma roupa meio maluca e tudo bem... Se criticarmos menos e relaxarmos mais, teremos uma vida mais leve. Quem sabe até com tempo de tomar um café com as amigas?

Falando em tempo, essa é uma das ideias deste livro... um tempo de reflexão sobre a maternidade atual! Dúvidas que antes nossas mães compartilhavam com as amigas, também donas de casa, num café da tarde enquanto os filhos estavam na escola...

Hoje precisamos achar esse tempo para reflexão! É ela (a reflexão) que fará com que possamos ser melhores mães e evoluir na árdua e apaixonante tarefa de educar uma criança em tempos de "modernidade líquida".

Parar para pensar... Aceita um café?

Meu filho, você não é meu príncipe

Estou grávida de oito meses e finalizando os preparativos para a chegada do Vítor! Foi uma gestação desejada que veio na hora certa, como o planejado. Engravidei assim que desejamos, e tive as alegrias e enjoos naturais, assim como alguns percalços, como infecções renais e internamentos; mas, principalmente, muita felicidade!

Sinto todos os dias as alegrias e os desconfortos dessa fase por que a maioria das mulheres passa em algum momento da vida, como os chutinhos na barriga e as dores na coluna.

Estou arrumando o quarto, as roupinhas, e me preparando para esse momento diferente e especial pelo qual passarei: o parto.

Busquei um médico a favor do parto normal, mas não condeno a cesárea necessária. Se precisar, beleza!

Nesse processo de me preparar para ser mãe e para receber essa criança, li bastante, e também mudei. Eu, que já atuo há mais de 15 anos no ramo da educação, fiz magistério, pedagogia, pós-graduação e mestrado na área educacional, me dei conta de que ser mãe é algo novo! Isso porque as madrugadas amamentando ainda não chegaram, mas imagine quando chegarem!

Alguns me perguntam se estou com medo... Medo? Não. Estou curiosa para ver como me sairei nessa nova fase! Pretendo continuar trabalhando, e tenho a alegria de poder levá-lo comigo, pois atuo em escola! Dessa preocupação, que acredito ser uma das maiores, não vivo. Penso em como irei conciliar a mãe, a esposa, a profissional e a estudante, assim como todas as mães que não optam pela maternidade exclusiva... Vamos ver...

Mas, voltando ao título do texto, 'não, meu filho não será um príncipe', está relacionado a essa espera, preparação e chegada do primeiro filho... Como todas as mães, me preocupei em cuidar do "ninho". Quarto, enxoval e detalhes importantes. Ao procurar decorações e lembrancinhas, me assustei com a quantidade de coroas! Sim, berços, toalhas, roupinhas de príncipes e princesas para nossos bebês. Mas o que isso tem a ver?! É apenas um símbolo... Pois é justamente isso que questiono. Acredito que os símbolos servem para representar. Uma coroa não representa meu filho!

Isso não significa que não o amarei ou que ele não receberá o carinho necessário de uma família. Ele terá todos os itens necessários para uma criança, sim! Itens necessários! Alimentação, higiene, afeto, cuidado, estímulo... O que uma criança, e não um príncipe, precisa receber!

Um príncipe mora em um reino e possui servos para o servir; uma criança vive numa casa e possui pais para cuidarem dele de acordo com sua necessidade. Um príncipe recebe tudo pronto; uma criança aprende a fazer de acordo com os exemplos e estímulos da vida, errando e percebendo que seu esforço lhe traz vitórias. Um príncipe não precisa esperar, basta estalar os dedos e as coisas aparecem; uma criança precisa aprender a esperar, pois no mundo real as coisas acontecem de acordo com realidade e esforço, e não somente pela vontade. Um príncipe possui idolatria de um povo sem ter feito nada, apenas por ter nascido na família real; uma criança possui amor e carinho, mas é uma criança como todas as outras, e ela, sim, vive no mundo real (com a ironia do trocadilho)...

Por isso, meu filho, o símbolo que tem no seu quarto, sob o seu berço, não é uma coroa, e sim uma árvore! Uma árvore colorida e bonita, que um dia foi uma semente e aos poucos foi brotando, encarando chuva, sol, ventos e tempestades, e aos poucos foi se posicionando no mundo, com troncos e raízes fortes, de acordo com as experiências pelas quais passou! Gostaria de deixar claro que não condeno as coroas e escolhas de outras mães, muito pelo contrário... Em nosso mundo real, as escolhas e a liberdade de expressão fazem parte, e precisamos conviver com isso!

Com carinho, de uma mãe do mundo real (com letra minúscula) que está doida para conhecer seu filho.

Excesso de amor faz mal?

Estou na área de educação há quase duas décadas. São quase 20 anos trabalhando com crianças e famílias. São quase 20 anos observando relações e percebendo o desenvolvimento de crianças que se tornam adolescentes e jovens. São quase 20 anos observando mães chorarem ao deixar seus filhos no berçário pela primeira vez. São quase 20 anos refletindo sobre o excesso de amor.

Sou mãe há 18 meses. São quase dois anos que meu coração começou a bater fora do corpo. São quase dois anos que eu entendo as mães que choram ao entregar seus bebês pela primeira vez a uma professora, e sim!, eu também chorei (e a coordenadora, com a maior calma do mundo, tentou me acalmar. Obs.: Eu sou a diretora da mesma escola!). São quase dois anos que eu faço meu filho passar por "situações difíceis" como dormir sozinho, aprender a se defender e compreender que a mamãe não está disponível o tempo todo e que ele precisa aprender a esperar.

Como assim? Aprender a esperar?

O desenvolvimento humano é feito de situações e relações. Inicialmente é a família que supre a criança de suas necessidades básicas e emocionais. O choro é a primeira comunicação do bebê, que faz com que ele sobreviva. Se não chora não mama, se não chora não é trocado, se não chora não recebe carinho. Será?

Muitas mães comentam comigo na entrevista inicial da escola: "Meu filho é um amor, ele não chora!" Mas como assim, um bebê que não chora? Na verdade, talvez o bebê ainda não "sinta". Não sinta fome, não sinta frio, não sinta insatisfação. Basta um resmungo e já é acolhido. Por isso não chora. E talvez eu seja julgada agora, mas o bebê precisa passar por essas situações. São essas situações que irão permitir o seu desenvolvimento e a construção de independência.

Não estou dizendo que um bebê precisa sofrer! Nem ficar três horas sem mamar, dormir sem blusa no frio ou ficar uma hora chorando no berço. Mas estou dizendo que bebês precisam sentir e esperar. Esperar uns minutinhos no berço enquanto se faz a mamadeira (e não ser carregado nesse momento), sentir a temperatura do ambiente e não ficar o tempo todo com excesso de roupa (pois pode pegar um resfriado), esperar a comida esfriar (sem necessidade de colocar gelo), conseguir dormir a noite inteira sozinho no seu quarto, saber que nem sempre será o primeiro e não ter tudo a hora que quer. Essas atitudes só se iniciam no primeiro ano de vida, mas devem continuar pela vida toda. Isso auxiliará muito em seu desenvolvimento emocional.

São atitudes como essa que permitirão à criança desenvolver paciência, sensações, sentimentos e segurança. "Como assim, segurança? Não é o contrário? Se eu deixar meu filho sozinho no berço ele vai ficar desesperado!" Calma, não é tratamento de choque... Você pode explicar a ele que já volta, fazer presença verbal (falar sem aparecer) e ensiná-lo a brincar sozinho. No começo serão três minutos; esse tempo pode aumentar gradativamente, e quando você perceber, ele estará há 20 minutos brincando, principalmente desenvolvendo independência, e talvez dormindo a noite toda no quarto dele; pois, ao ficar tranquilo no berço, se acordar de madrugada, consegue retornar ao sono sem a presença de um adulto.

Um filho corajoso e seguro

Sempre quis ter um filho corajoso. Era meu único desejo na gravidez. Fica claro para mim, talvez pelos anos de observação, que nossas atitudes como mães são primordiais no desenvolvimento emocional de nossos filhos. Se quero que meu filho seja corajoso e enfrente as adversidades da vida, minhas ações deverão proporcionar isso. Uma mãe com excesso de amor, que não permite a seu filho sentir, pode gerar um adulto inseguro, que não consegue ouvir não, se posicionar e lidar com o diferente, ou ainda um adulto medroso. Um adulto que possui dificuldades sociais e emocionais, que não consegue parar em nenhum emprego. Um adulto que "surta" quando encontra alguma dificuldade e precisa de doses e doses de medicamentos e calmantes.

Conheço pessoas assim, e você possivelmente também conhece... Se for verificar, talvez, dentre diversas causas, houve uma primeira infância com algumas dessas características!

Ofereça essas experiências construtivas com carinho. No começo ele irá chorar e espernear, se já tiver mais de um ano. Mas aos poucos você verá que o nível de tolerância vai aumentando.

No entanto, a sua paciência também deve ser trabalhada; mãe nenhuma gosta de ver um filho chorando. Pare, respire e conte até 17... Por que 17? É um número que exige paciência...

Depois de contar, respire, olhe para ele e pergunte se já está mais calmo. Com esse exercício seu filho aprenderá a esperar. Inclusive, se projetarmos um futuro que parece distante, conseguirá desenvolver excelentes habilidades emocionais sem grandes sofrimentos! Adolescentes necessitam dessas habilidades! Precisam aguardar o resultado de um vestibular, a namorada se arrumar ou uma promoção a um cargo específico no trabalho. São as bases da infância que sustentarão um adolescente e um adulto saudável emocionalmente. Vamos falar um pouco mais disso posteriormente...

Atenção x cuidado

Você já parou para pensar em qual é a diferença entre atenção e cuidado? Tenho pensado bastante nessa questão, talvez porque o tempo parece escorrer também das minhas mãos, talvez porque tenho conversado com muitas famílias e ajudado a refletir sobre a gestão do tempo... A reflexão serve para pararmos e pensarmos sobre como anda a rotina. Você dá atenção ao seu filho ou você cuida dele? Você sabe qual é a diferença?

É sempre importante refletir sobre o comportamento das crianças em casa. Uma birra mais forte pra tomar banho, um choro incansável para dormir, uma briga para escovar os dentes. Criança sempre buscará atenção! Seja de forma positiva ou negativa...

Outro dia conversei com uma mãe muito dedicada e querida. Ela queria ajuda porque o filho mais velho, de cinco anos, não conseguia dormir sozinho... Ela não está trabalhando (fora de casa) e fica com os dois filhos pela manhã; à tarde o mais velho vai pra escola e a caçula continua com ela. Percebemos juntas que a rotina da manhã não lhe possibilita dar atenção ao brincar, pois sem ajuda em casa precisa cuidar dos dois (que acabavam ficando na TV), fazer comida e organizar a casa. Quando olha para o relógio, já está na hora de o mais velho ir para a escola. Ou seja, o tempo de atenção de que o filho necessitava estava sendo transferido para a hora do sono, e por isso o pequeno "enrolava" para dormir e levava mais de uma hora para iniciar o sono. Era o tempo de atenção dirigida que ele conseguia.

Juntas repensamos na rotina, na reorganização do período da manhã, e incluímos um horário de atenção em família após a escola. Ao invés de ver televisão à noite, a família passou a realizar jogos e brincadeiras. Resultado: o filho passou a se sentir saciado de atenção, a rotina da família ficou mais leve e divertida, e ele (e toda a casa) passou a dormir melhor.

Sei que chegamos cansados em casa e muitos correm para o telefone ou para a TV para relaxar e se distrair, mas te convido a pensar comigo. Seu filho (como 70% das crianças hoje em dia) passou o dia todo na escola, está com saudades, quer contar as novidades e principalmente brincar com você. Você tem que pensar em comida, banho, escovar os dentes, dar uma geral na casa, ajudar na lição. Como ele está cansado mesmo, que mal faz um desenho à noite? É uma forma de relaxar. E, cá entre nós, é muito mais fácil fazer tudo o que se precisa sem uma criança "pegando no pé".

O problema é que a tecnologia rouba o tempo de relação... E **atenção** não é a mesma coisa que **cuidado**! O tempo para conversa, brincadeira, risada é fundamental para que seu filho se sinta amado... Mais do que isso, se sinta conectado a você! Conexão construída no dia a dia da infância, que gerará um vínculo para toda a vida! Inclusive para as horas difíceis que ele possivelmente enfrentará no futuro.

Se você não construir uma relação sólida enquanto seu filho está na primeira infância, imagina como não será na adolescência! Naturalmente os pais ficam chatos e o grupo de amigos prevalece. Se não houver vínculo preparado previamente, as raízes se dissolvem... Como construir uma relação sólida? O vínculo se dá pelo laço afetivo, que é formado a partir da atenção lúdica (e firme quando necessário).

Quer algumas ideias? Chame-o para te ajudar a cozinhar, faça brincadeiras engraçadas no carro enquanto volta da escola, deixe o seu telefone em uma caixinha especial (e isolada) e defina o tempo de atenção diária (e não de cuidado) como algo sagrado. Você verá que as birras e o mau comportamento diminuirão muito, pois a atenção já foi suprida de forma positiva.

Aqui em casa criamos uma regra de não ter desenho durante a semana. Vítor (4 anos) já entende, desenho só no final de semana! Após a rotina noturna de cuidado com comida, banho, etc., temos o tempo da atenção. No lugar da tecnologia, uma partida de jogo da memória, uma brincadeira com recorte e colagem, uma corrida com carrinhos ou o que mais a imaginação permitir... O resultado? Risadas, vínculo e sono tranquilo... É difícil? Sim! Mas não é impossível!

Amamentação

Para mim, todas aquelas fotos lindas de amamentação são uma enganação... Tudo bem, as fotos são lindas, e apesar dos retoques de Photoshop dá pra ver que são reais, mas não condizem com a minha experiência! Por mais que tivesse lido e estudado muito sobre o ato de amamentar, para mim foi um tormento! Poltrona especial adquirida, dezenas de absorventes de peito, sutiã especial... Tudo planejado, menos um bebê que não pegava o peito...

Estudei todas as posições possíveis, fui à AMA (um serviço ótimo de apoio à amamentação), chamei enfermeira especializada em casa, conversei com dezenas de mães experientes... O que eu me lembro é de tomar litros e litros de água, do peito entupido e eu tendo que esterilizar uma agulha às 5 da manhã para liberar o duto após ligar ao serviço de apoio (que, sim, me atendeu nesse horário via telefone; e, sim!, peitos entopem!!). Sem contar que dar chupeta a um bebê recém-nascido era um ato quase massacrante... Eu me lembro de, junto com o marido, escondidos e antes do atendimento (como se estivéssemos planejando um assalto), tirar a chupeta na recepção da secretaria do espaço de amamentação, caso contrário poderiam nos sacrificar...

Claro que eu gostava de olhar para o pequeno mamando... Era um ato de carinho! Sentir seu rosto no peito não tem preço... Mas confesso que o momento de maior alívio foi quando, aos dois meses e meio (depois de já ter voltado a trabalhar, e mesmo com dezenas de palpites aceitos para produzir mais leite), precisei entrar com o complemento... Ufa! Aquela criaturinha não precisava mais apenas do peito para sobreviver... A primeira mamadeira foi o pai que deu, e eu sorri de alívio.

O gorducho que nasceu com 4,5 kg e emagreceu durante dois meses começou a retomar a linha mais alta do gráfico de crescimento; e a mãe voltou a respirar...

Pode parecer um grande desabafo... e na verdade é. Para mim, a maior dificuldade da vida materna foi essa. Lembro-me de, ainda grávida, conversando com a minha cabeleireira, julgar quando ela me disse que a segunda filha já nasceu na mamadeira, pois ninguém merece acordar de madrugada para dar de mamar. E agora estou aqui... Pensando como será na próxima...

Meu objetivo, de forma alguma, é desestimular a amamentação materna. Com certeza é o melhor alimento que o bebê pode ter, mas se você não consegue, ou não vier a conseguir (caso tenha um bebê a caminho), seu filho não vai morrer por causa disso (nem você!). Claro que a culpa pesa, mas isso é tema para outro capítulo. No entanto, cada família precisa encontrar a melhor alternativa para si! Aprendi na marra que os julgamentos podem voltar-se contra você mesma!

Tenha paciência e encontre o melhor para vocês! Muitas vezes, na maternidade, precisamos lidar com o inesperado, com a frustração e com a dificuldade! Claro que todas temos a pretensão de ser a mãe perfeita, mas se não der... respira! Ele vai sobreviver! E você vai aprender que nem tudo tem controle nesta vida.

Construção da autonomia

Fato 1: Saindo para almoçar um dia desses, recebo uma ligação: "Mari, o gerente do banco X quer falar com você." Eu não tenho conta nesse banco, mas vamos lá, imagino que deve ser alguma propaganda dos mil produtos que hoje os bancos vendem... "Bom dia, Marianna. Meu nome é Fulano de Tal, tenho três filhas e gostaria de falar com você. Estive pessoalmente aí na escola ontem, mas não consegui conversar com você. Minha filha mais velha tem vinte e poucos anos, é formada em direito, faz violino há cinco anos e fala inglês fluentemente. Agora está fazendo pedagogia, pois não se identificou com o curso anterior, e eu gostaria de encontrar uma vaga de estágio para ela."

O quê?! "Ah!, ela também sabe fazer confeitaria." Após respirar fundo e compreender o que aquele "dedicadíssimo" pai estava me dizendo, expliquei como iniciamos o processo seletivo. Solicitei que ela enviasse um vídeo-currículo para o WhatsApp da escola, para então fazermos a pré-seleção para a entrevista. "Mas ela é tímida", foi a resposta...

"Ok, então pede pra ela enviar um currículo por e-mail..."

"Ok, deixa eu anotar que eu mando para você o currículo dela...!"

"NÃO, pai, você não entendeu!!! Sua filha pode ter um milhão de habilidades, falar cinco idiomas, tocar muitos instrumentos, fazer doces maravilhosos, mas se ela não tiver AUTONOMIA, ela jamais vai conseguir uma vaga no mercado de trabalho..."

Claro que meu senso social não me permitiu responder dessa forma, mas juro que era a minha vontade! Compreendo que o pai teve a melhor das boas intenções, mas...

Fato 2: O filhote aqui de casa andava dizendo há alguns dias que queria ir ao zoológico. Apesar de eu não ser muito a favor de ver os animais presos e tristes, vamos lá! Numa manhã de sábado de sol, os olhinhos brilharam de alegria quando eu disse que poderíamos ir! Entre orangotangos, leões, tigres e tartarugas, uma espécie chamou a atenção: bípede, 80 centímetros, longos cabelos, dois anos e meio, sexo feminino e uma coleira... Uma menininha radiante com o vestido rosa, unhas pintadas de pink, sapatos brancos e, sim, uma mochila de coleira! Ok, eu sei que muitas famílias se sentem mais seguras com essas famosas mochilas, e em multidões extremas elas até podem ser justificadas, mas ali? Num parque que nem estava tão cheio... Não deixou de ser irônico observar os animais em jaulas e ela na segurança da sua mochila... E é claro que o meu pequeno questionador começou a olhar para a menina, e lá veio a inquestionável pergunta à família da criança: "Por que ela usa isso?" E a resposta não podia ser outra: "Se ela largar a minha mão ainda tenho isso. Porque ela é terrível!"

O que esses casos têm em comum? Por que fiquei tão mexida com eles? Um é o futuro do outro... Se não desenvolvermos em nossas crianças o senso de autonomia e segurança, teremos um adulto amedrontado, sem capacidade de enfrentar as coisas da vida, como, por exemplo, ir a uma entrevista de emprego num futuro não tão distante (ou mesmo enviar o próprio currículo!). Seu filho pode ter dezenas de habilidades, como falar inglês, espanhol, mandarim, tocar vinte instrumentos, mexer no tablet como ninguém... mas não ter coragem para enfrentar a vida! Ao conversar sobre essa situação com uma amiga, ela confirmou com o exemplo de um cliente de 25 anos, do qual ouviu a seguinte queixa: "Meus pais não arranjam emprego para mim!"

Oi? Com o estranhamento dela, ele ainda retomou: "Sim, todos os pais dos meus amigos arranjaram emprego para eles, menos os meus..."

Como assim?!

Recebo crianças todos os dias e olho para cada uma delas pensando quais são as potencialidades que podemos desenvolver e as necessidades de cada uma. Penso em cada fase como algo gradativo...

• Com 1 ano, seu filho está aprendendo a cair e precisa aprender a se levantar (não o levante!). Ele já sabe andar e ainda toma banho de banheira? Faça uma reflexão sobre o que você pode mudar... nunca trate seu filho como há três meses! Para nós três meses não é nada, já para ele...

• Aos 2 anos, seu filho deve estar falando, não apenas apontando (não "compreenda" gestos; dessa maneira você o ajudará a desenvolver a fala.) Ah! Ele já tem capacidade de comer sozinho e juntar os brinquedos.

• Aos 3 anos, permita que ele passe a manteiga (ou o doce de leite) no pão com uma faca sem ponta, tire a roupa para tomar banho, coloque os sapatos...

E assim por diante... Use sempre, desde a barriga, um repertório com uma linguagem adequada, não infantilize ou fale no diminutivo, mas também não use grandes discursos... Acredite no potencial da criança e não o enxergue como um ser frágil e incapaz.

Não sabe por onde começar? Deixe que seu filho de 2 anos leve a mochila de rodinhas para a escola, não leve por ele! É claro que vai demorar, dar mais trabalho e tal... mas num futuro não tão distante com certeza ele vai conseguir enfrentar os desafios da vida e seu coração ficará com aquele ar de orgulho: "Missão cumprida!"

No futuro seu filho vai se sentir seguro para procurar emprego, encontrar um(a) parceiro(a), se assim quiser, enfrentar um trabalho desafiador, ter uma carreira interessante e assim por diante.

E aí? Quem carrega a mochila do seu filho?

Alimentação infantil

Posso dizer que esse é o canal número um de preocupação das mães que atendo, especialmente nos 2 primeiros anos de vida. *Ele não quer comer, o que eu faço? Fiz 3 tipos de pratos para ele escolher e não quis nada! Não está ganhando peso! Só come vendo desenho!* Essas são falas extremamente comuns dentro de uma escola... No entanto, na maioria das vezes, na escola a criança come. Por que será?

Amo cozinhar! Mas a primeira papinha do Vítor eu queimei, de tão nervosa que eu fiquei... Na época da introdução, me vi com a mamadeira na mão após ele negar a papinha, correndo para a substituição, mas então eu me percebi! Eu o distraí por 5 minutos, e em seguida comeu tudo!

O primeiro canal que a criança utiliza para chamar a atenção da mãe é a alimentação! No entanto, a maioria das mães não percebe isso e cai na onda da criança! Ou seja, troca a alimentação pela atenção...

Criança precisa sentir fome para comer. Se nós, mães, nos angustiamos mais que a própria criança, a fome é nossa, não dela. Portanto, respire fundo e não permita que a criança utilize esse canal para chamar sua atenção.

Lembro de uma mãe muito querida cuja bebê não ganhava peso e não aceitava comer... Perguntei se ela se lembrava de algum dia em que a filha tinha aceitado bem a alimentação, e ela me disse que em um determinado evento na casa de uma amiga a criança havia comido tudo. Quando questionei onde estava sua atenção, ela me disse que seu foco estava na conversa com a colega; ou seja, quando a mãe relaxou a bebê comeu tudo!

O bebê vem do ventre da mãe, mama do peito da mãe, começa a comer normalmente a comida que a mãe faz. Em um determinado momento o bebê se percebe outra pessoa, e por conta disso busca se diferenciar da mãe, utilizando o quê? A comida! *Se você quer que eu coma, eu não vou comer para me diferenciar de você!*

A angústia materna em fazer com que aquela criança coma toma vários formatos, e então você enxerga diversas situações, como crianças sendo alimentadas correndo pela casa, mamadeiras sendo utilizadas em demasia em substituição à comida, e crianças escolhendo qual será o cardápio, no qual normalmente não tem verduras e legumes.

Relaxe! Tome as rédeas da alimentação do seu filho de forma saudável. Dicas?

1. Fique atento com as texturas oferecidas. Com 1 ano seu filho já deve comer o que os adultos da casa comem. Portanto, após a introdução alimentar vá evoluindo na consistência mês a mês.

2. Preferencialmente, não dê açúcar até os 2 anos. O paladar humano já tende para o doce, se enfatizarmos isso então... Inclusive a recente mudança da Sociedade Brasileira de Pediatria, para introduzir alimentos adocicados e salgados ao mesmo tempo, foi feita por conta disso.

3. Se quiser permitir escolhas, permita escolhas saudáveis, como: você prefere brócolis ou couve-flor?

4. Não permita que seu filho fique "beliscando" entre as refeições! Mesmo que sejam lanchinhos saudáveis, vai interromper as refeições.

5. Não dê muito suco! Substitua por água.

6. Comida sempre na mesa, e nada de tecnologia para entreter enquanto come. Isso não permite uma relação saudável com a comida.

7. Quando ele estiver maior, convide-o para cozinhar com você. Se ainda for bebê, permita que sinta cheiros, sabores e texturas enquanto cozinha. A cozinha é um laboratório pedagógico incrível! Lembro-me do Vítor sentindo um abacaxi no cadeirão... e expressando sua textura com caretas!

8. Ao ir ao mercado, mostre as frutas e verduras, e solicite sua ajuda para escolher.

9. Caso seu filho não queira comer na hora da refeição, ignore-o e permita-lhe sair da mesa. Coma com apreço e elogie a comida, sem dar muita atenção a ele.

10. Cuidado com o excesso de mamadeira. Isso sacia e não sobra espaço para comida de verdade. Inclusive o vício da mamadeira noturna (o qual eu criei no Vítor e levei bronca da nutricionista escolar). Se a criança resmungar à noite após 1 ano de vida, dê água e não leite! Isso diminuirá a quantidade de calorias ingeridas, proporcionando fome no dia seguinte.

11. Nunca pergunte na frente dele, à professora ou à pessoa que cuidou dele, se seu filho comeu. Ele irá perceber que isso chama sua atenção e muitas vezes pode parar de comer.

12. Seja exemplo! Se você quer que seu filho coma frutas e verduras, comece a fazê-lo na sua frente.

Busque ajuda de uma nutricionista para saber quantidades, nutrientes, etc... Mas cuidado com o excesso de foco, pois isso pode tornar-se mais um gatilho para a atenção.

A importância da rotina

O carnaval passou, as férias escolares chegaram ao fim, e parece que agora, com trabalho, escola, natação, lição de casa, cozinhar, supermercado, não damos conta de tudo, certo? Aquele período que tínhamos para nos organizar foi tomado por uma rotina intensa, na qual os filhos buscam entrar por algum espaço, seja puxando a barra da calça ou repetindo a famosa palavra "MÃE" 492 vezes em uma hora.

E com tudo isso, ao chegarmos em casa no final do dia, vamos "dando conta" da rotina... comida, banho, louça, roupa, organizar mochilas para o dia seguinte, e quando percebemos, já estamos deitados e mal vimos o dia passar.

Os filhos vão se encaixando de um jeitinho aqui, outro acolá... É claro que não existe uma rotina perfeita, e que, com essa correria toda, muitas vezes a prioridade acaba sendo o urgente e não o importante. No entanto, veja abaixo algumas ideias para facilitar:

• Se você chega em casa às 19 horas e seus filhos vão dormir às 21, você tem duas horas para encaixar jantar, banho e principalmente "atenção".

• Desligue celular e a TV. Tente deixar algo semipronto, ou pense em um jantar fácil. Caso não seja possível, peça ajuda aos pequenos para cozinhar...

• Junto com as crianças, faça um quadro de rotina para que visualizem o que irá acontecer. Isso ajuda a retirar a ansiedade da dúvida: "será que vou ter a atenção da mamãe e do papai hoje?"

• Dividam as tarefas: por que só você precisa cozinhar? As brincadeiras e o funcional não precisam estar separados por pessoas. Normalmente o pai fica nas brincadeiras e o funcional com a mãe, mas tanto um quanto o outro podem fazer os dois, certo? Isso trará equilíbrio e menos cansaço. Que tal combinar os dias em que cada um fará o quê?

• Encontre tempo para brincar! Ao brincarmos com as crianças, diferentes habilidades são desenvolvidas (linguagem, atenção, concentração, imaginação, etc.), além, é claro, do fortalecimento do vínculo. Trinta minutos diários já fazem uma diferença enorme! Você terá uma criança menos ansiosa, mais segura e feliz!

Essas são pequenas dicas que podem ajudar nesse período de encaixe da rotina pós-férias, mas que, aplicadas pelo resto do ano, facilitam a correria do dia a dia!

Desfralde

Em nossos cafés com pais na escola, esse é um dos temas mais procurados. As famílias ficam ansiosas para esse importante marco, muitas vezes por facilidade, ou até por economia, pois o preço das fraldas não está fácil para ninguém! No entanto, é importante ficar atento a algumas questões para que o desfralde possa ser tranquilo e rápido. Caso contrário, poderá ser um momento demorado e até traumático. Sempre digo que mais importante que o ato do desfralde é a preparação dele.

A primeira dica que dou é: esteja preparado para perder o bebê! A retirada das fraldas é um ritual onde perdemos o bebê e ganhamos a criança, mas para isso você tem que estar preparado!

Existe uma idade média de retirada de fraldas, que normalmente é dos 2 aos 2 anos e meio; no entanto, cada criança possui seu tempo. Em alguns casos, se esperarmos muito, a criança se acomoda e não vai fazer esforço para retirar...

Seu filho está pronto?

Perceba se seu filho está pronto! É preciso pensar nos aspectos socioemocional e funcional. Começaremos pelo funcional, ou seja, pelo corpo dele. Observe se ele já consegue pular com os dois pés do chão — isso mostra controle motor. Outro sinal é se ele já consegue subir e descer cinco degraus de uma escada sem apoio. A linguagem também é um sinal. Seu pequeno precisa mostrar que já consegue se comunicar para dessa forma expressar o que deseja.

No aspecto socioemocional, observe se ele se vê como um bebê ou como uma criança. Para isso você precisa observar como você o trata! Ainda usa chupeta, mamadeira, berço, banheira, cadeirão, cheirinho? Então repense se já chegou a hora do desfralde... O ideal é tirar os itens que representam o que é um bebê, ou a maioria deles. E não o chame de bebê! Ele tem um nome... Pare para pensar se seu filho já come sozinho — esse é um grande sinal de autonomia. Caso seu filho já frequente a escola, não deixe de ouvir a opinião da professora.

Aqui em casa, um marco foi transformar o berço em cama. Eu me lembro da alegria do Vítor ao ajudar o papai a desmontar as laterais do berço... Ao chegar em casa da escola no dia seguinte, o Vítor empurrou o cadeirão e disse: "eu gande, esse neném". Confesso que eu não tinha percebido o cadeirão como símbolo de bebê, mas ele tinha razão.

Fazer xixi e cocô é normal

Ao perceber que está chegando a hora do desfralde, passe a fazer do xixi e cocô algo normal... Nenhum adulto chega no trabalho comentando: Nossa, hoje fiz um "cocozão" de manhã! Mas para a criança isso precisa parecer natural. Compre livros infantis sobre a retirada de fraldas, brinque de trocar as fraldas das bonecas e bichinhos de pelúcia, busque músicas sobre o tema (Xixi, Cocô e Pum!, dos Grandes Pequeninos, é uma ótima! Assim como A história do cocô, do Cocoricó). Leve seu filho ao banheiro junto com você e mostre onde se faz.

Prepare-se para o "grande dia"

Ao optar por realizar o desfralde, faça desse dia um marco. Compre calcinhas ou cuecas juntamente com seu filho no dia anterior e explique que a partir de amanhã só haverá fraldas para dormir. Inicie o processo em um sábado de manhã e se organize para não sair de casa nesse final de semana. Inicialmente leve a criança de 15 em 15 minutos ao banheiro, e não pergunte se ela quer ir, pois provavelmente a resposta será não. Caso escapar, não brigue! Troque a criança nas primeiras duas vezes. Depois será preciso espaçar as trocas, para que a criança sinta o desconforto. É importante que esse final de semana seja organizado para isso; não receba visitas e nem esteja em uma situação delicada de mudança, seja de casa, chegada de irmão ou adaptação da escola. Fazer uma coisa de cada vez é importante.

Vaso com adaptador ou penico?

Essa dúvida é comum. Não tem receita, pois você precisa ver o que é melhor para seu filho. Se for utilizar o adaptador, não se esqueça dos degraus: já pensou fazer cocô sem apoio para os pés? Observe se seu filho tem medo de altura. Se for utilizar o penico, pense sobre como será quando você for passear... Levará a tiracolo? Mas, se esse for sua opção, lembre-se de que lugar de penico é no banheiro, e que não é brinquedo: nada de músicas, luz, etc., ou sair arrastando-o pela casa...

Vai sujar?

Sim! Tenha paciência e aceite a sujeira... Se você é neurótico com sujeira, cuidado, pois pode sem querer transmitir a ideia de que fazer cocô é algo ruim, e dessa forma muitas crianças travam na hora do número 2. Permita a sujeira em diferentes situações, pois isso irá transmitir à criança que tudo bem se sujar. Não limpe a comida que cair do prato imediatamente. Brinque na areia com seu filho, faça esculturas de argila ou massa de pão. Brigadeiro também é uma ótima ideia! Tudo isso são possibilidades de "autorizar a sujeira".

Ao perceber que a criança não está se preocupando com sujar a calcinha ou cueca, demore a trocar, pois dessa forma ela irá se incomodar. Se pedir para trocar, espere um pouco. Dessa maneira ajudará a criança a pensar que é melhor ir ao banheiro do que perder tempo para trocar a roupa.

Outra dúvida recorrente é se meninos podem fazer xixi sentados. Sim! No início seu filho não saberá se quer fazer xixi ou cocô, portanto, comece sentado; posteriormente ele passará a fazer em pé, e isso não afetará em nada sua sexualidade. Lembro-me de um caso na escola, ocorrido há anos, de um menino fazendo esforço pra fazer xixi em pé, e ao invés disso saiu um cocô que acabou caindo no chão. Ele ficou superassustado! (E eu também!)

A fralda noturna só deve ser retirada depois que o desfralde diurno se estabilizar, pois em alguns casos a criança tende a segurar os esfíncteres de dia, mas ao relaxar, à noite, fazer muito. Corte líquidos antes de dormir e observe: após 5 dias de fraldas noturnas secas pode fazer a retirada.

Uma retirada de fraldas saudável deve durar em torno de 1 a 2 semanas... Tenha paciência. Se achar que está muito difícil, busque ajuda. Converse com o pediatra ou um psicólogo.

O espaço do pai

Semana passada fiz um curso em que estive fora todas as noites. Nessas horas, meu marido assume 100% dos cuidados do nosso pequeno. Busca na escola, dá banho, troca fraldas, dá comida, conta histórias, brinca e faz tudo o que um pai pode e precisa fazer. Quando estou em casa essas tarefas são divididas, e o Vítor já sabe que, se um não pode, o outro faz.

No entanto, quando preciso me ausentar, tenho plena confiança de que meu pequeno ficará bem. A não ser por um detalhe: quando ele acorda de madrugada nesses dias, acaba chamando o pai. E aí aparece algo que toda mãe carrega desde que vê o resultado positivo do exame: a culpa. *Como assim, meu bebê, meu filhinho querido, está chamando o pai e não eu? Ele não confia mais em mim? Não me ama mais? Não sente a minha falta?* Eu me sinto a pior mãe do mundo! Mas e se mudarmos o foco e enxergarmos pelos olhos da criança? Será que ela está sentindo a mesma sensação, ou acabam se abrindo oportunidades para que, ao invés de confiar em apenas uma pessoa, passe a confiar em duas?

Meu marido me contou que Vítor (que está aprendendo a falar), com 1 ano e 10 meses, disse uma frase completa no carro, num desses dias em que estive ausente: "Papai, eu 'queio' a mamãe." Logo, sabemos que sentiu falta. Quando me via de manhã, fazia a maior festa, e no seu olhar eu percebia que o amor estava lá. Tanto para mim quanto para o pai.

Muitas vezes atendo mães angustiadas que se sentem incapazes de fazer tudo. Trabalhar fora o dia todo, cuidar dos filhos, arrumar a casa, cozinhar, levar ao médico, e tudo o que "as mulheres de hoje em dia fazem". Mas será mesmo que as mulheres de hoje em dia precisam fazer tudo isso sozinhas? Então pergunto: "E onde está o pai?" As respostas são diversas, como trabalhando, jogando videogame, no celular, deitado no sofá da sala, no futebol... ou o que mais estiverem fazendo. Questiono o porquê dessa situação e as respostas também são variadas. Porque sempre foi assim, porque ele não se percebe, porque ele precisa do tempo dele, porque... porque... porque...

Meninas, é com orgulho que eu informo que nós somos a geração que está mudando o mundo! Depende de nós permitirmos o espaço desse pai, que muitas vezes cresceu com a mãe dona de casa, ou com a presença de uma empregada doméstica, e que não precisava fazer nada ligado às tarefas ditas domésticas, como cuidar da casa ou dos filhos. Quando criança, chegava em casa da escola e a janta estava pronta, e a cena que ele via era uma mãe terminando de colocar os pratos na mesa (os quais tinha passado a tarde fazendo, pois não trabalhava fora), e o pai lendo o jornal na poltrona da sala, descansando do trabalhoso dia. Os meninos brincando de carrinho na sala e as meninas ajudando a arrumar a mesa. Não era assim para a maioria da nossa geração? Meu pai nunca trocou uma fralda minha.

No entanto, de lá para cá muita coisa mudou. As mulheres estão na labuta, muitas vezes em horário maior que os homens, empregada doméstica não é a realidade da maioria da população, devido aos encargos com a nova legislação, e esse homem que cresceu nessa realidade precisa enxergar o novo mundo. Para que isso aconteça, nós, mulheres, precisamos, sim, ajudá-los. Acreditem, eles não fazem por mal! Eles fazem porque acaba sendo automático: minha mãe fazia e hoje minha esposa faz... Para que possamos quebrar esse ciclo, nós, esposas, precisamos liberar esse espaço para que esse pai possa exercer sua função de forma completa.

Mas como fazer? Uma sugestão é o espelhamento. Seu marido chegou em casa, sentou no sofá e pegou o celular? Faça o mesmo, sem discurso ou falatório. Sem sermão ou brigas. Se segure! O jantar não ficará pronto sozinho, e isso não é culpa sua! Para que uma família seja equilibrada, é preciso permitir ao outro fazer, dar espaço e ajudar. Essa construção é diária, e nós, mulheres, com esse ímpeto e a proatividade de fazer tudo, precisamos nos segurar. O arroz não vai ficar como o seu, o tempero é diferente, e talvez ele ainda nem saiba fazer. Mas se você o ajudar, pode ficar ainda melhor! Talvez ele dê banho no bebê numa sequência contrária à sua, mas que mal faz lavar os pés antes da cabeça?

Permitir que o outro faça (mesmo que seja de um jeito diferente) fará com que todos tenham diversas perspectivas, e nossos filhos acabam ganhando ainda mais, pois, além de confiarem em duas pessoas e não apenas em uma, terão o privilégio de poder crescer enxergando que o mundo não é feito de uma forma só, mas que a soma pode ser ainda melhor. Nossas noras irão nos agradecer!

Birras e comportamento

Todo mundo, antes de ser mãe ou pai, abominava as birras em público! Criança se jogando no meio do shopping, gritando no mercado... Era uma coisa horrível, até que você se descobre mãe ou pai e então acontece com você!

Vítor tinha 1 ano e era apaixonado por banana... Para minha tristeza, sua primeira palavra foi "banana", e não "mamãe"... O pequeno não podia ver as bananas penduradas no mercado que abria o maior berreiro! O que custava dar a ele uma bananinha para parar de chorar? Os olhares ao redor eram fulminantes para a mãe megera que não satisfazia o desejo de um bebê... No entanto, foram três episódios de birra...

No primeiro dia, o da maior birra, expliquei que entendia que ele queria a banana, mas que só podia comer depois de passar no caixa...

No segundo dia, uma birra um pouco menor, mas a tentativa persistiu...

No terceiro dia, ele olhou para a banana, chorou e olhou para o caixa.

No quarto dia, olhou a banana e apontou para o caixa... e a mãe vibrou!!! Troca de olhares com o maridão, de "valeu a pena!"

Se tivesse cedido ao choro, possivelmente até hoje não poderia levá-lo ao mercado...

Repetição e promessa cumprida são as palavras-chaves! Combine com seu filho quais são as regras, e cumpra-as. Ele vai te testar, e você precisa ser mais firme que ele.

Os combinados já começam a fazer efeito desde o início... Basta você cumpri-los.

Filhos irão te testar o tempo inteiro. Não querem tomar banho e não querem sair do banho, não querem comer, não querem escovar os dentes, querem a sobremesa antes do jantar... Sempre vão encontrar um canal para chamar a sua atenção! O ideal é que o canal seja frequentemente variado!

Aqui em casa criamos uma regra: desenho, só no final de semana. Vítor acorda e pergunta que dia é hoje... Se não for sábado ou domingo ele já sabe... Eventualmente uma manha aparece, mas ele já entendeu que não será essa manha que irá permitir o desenho.

Deixo claro que pode ficar bravo e triste, mas que não deve nunca quebrar coisas ou machucar o outro! Faz parte da vida passar por frustração... São as doses diárias e homeopáticas de frustração que o auxiliarão na vida adulta quando encontrar um não pela frente...

Algumas dicas são importantes para as birras:

- Combine com o parceiro ou parceira para que não haja desautorização. Se um falou não, o outro também tem que falar.

- Não ameace com o que não pode cumprir. Seu filho não ficará seis meses sem televisão, portanto, não utilize isso como ameaça.

- Construa um cantinho da calma. Um espaço com almofadas, ou uma garrafa da calma feita com água, óleo e purpurina pode ajudar.

- Converse sobre os sentimentos do seu filho, mas não valide as ações negativas. Seu filho pode sentir raiva, mas não pode quebrar coisas por conta disso. Utilize livros infantis para conversar sobre educação emocional.

- Cumpra os combinados que fizer. Por exemplo, vamos ao shopping para comprar o presente da vovó; se houver birra, vamos embora. No caso de birra, tchau! Você fará isso apenas três vezes... Lembra da história da banana?

- A construção dos limites pode ser feita de forma doce e amável, mas firme. Não adianta não mudar sua expressão e sorrir ao chamar a atenção do seu filho de 2 anos porque ele tentou te bater. Segure a mão dele, olhe bem nos seus olhos, diga que não gostou e "dê uma gelada" nele, ou seja, saia de perto, mostrando o descontentamento.

• Como já dito anteriormente, dê atenção positiva ao seu filho, pois a criança vai buscar atenção de forma positiva ou negativa... Brinque no mínimo 40 minutos por dia, sem celular ou qualquer meio eletrônico.

A combinação dessas dicas ajudará na construção de uma relação mais saudável e menos estressante.

E quando a noite chegar?

Essa é uma discussão polêmica nos dias de hoje. Camas compartilhadas, miniberços, babás eletrônicas e diversas possibilidades estão presentes. Minha ideia não é julgar, mas sim refletir sobre as oportunidades e sugerir algumas dicas para que a criança tenha um sono tranquilo, e consequentemente a família também.

A criança que dorme sozinha cria consigo uma independência e autossegurança, se é que esse termo existe, independente do outro. Quando criamos o vício de dormir junto com a criança, ela passa a ser dependente de companhia para iniciar o sono, portanto, não consegue ficar sozinha, seja no início do sono, seja ao despertar de madrugada. Sei que no início é cansativo; também passei por isso, mas posteriormente vale a pena.

É uma delícia fazer um bebê dormir no colo, mas se associarmos esse aconchego ao sono, a criança compreenderá que só pode dormir assim. Quando ele tiver apenas alguns meses, tudo bem, mas e depois que crescer? Tirar um filho "grande" da cama dos pais não é tarefa fácil. Portanto, minha sugestão para quem está entrando no estado materno ou paterno é que reflita sobre isso.

Sugiro que se dê a mamadeira ou o peito, e posteriormente, após arrotar, coloque-o no berço. Essa atitude irá fazer com que o bebê não associe o sono à outra pessoa, mas sim ao próprio cansaço.

Caso seu filho já durma na sua cama e agora você quer passá-lo para a cama dele, seguem algumas dicas:

• Crie uma rotina para o sono. Por exemplo, jantar, banho, escovar os dentes, história e boa noite. Se fizer isso todos os dias, a criança compreenderá a rotina e aceitará mais facilmente.

• Se a criança não quiser que você o deixe sozinho, faça o distanciamento gradativo. Conte a história, diga que vai ao banheiro e retorne depois de alguns minutos... Faça isso por alguns dias.

• Realize a presença verbal. Fale com seu filho sem aparecer — isso lhe transmitirá segurança.

• Reflita sobre como seu filho está utilizando o próprio quarto. Muitas famílias comentam que o filho só vai ao quarto à noite. Brinque nesse espaço, dê vida a ele, coloque o nome da criança na porta.

• Se seu filho acordar à noite, espere antes de pegá-lo. Muitas vezes a criança consegue dormir sozinha novamente.

• Cuidado com o vício da mamadeira noturna. Já falei disso em outro capítulo, porque cometi esse erro. Meu pequeno resmungava e lá estava eu, dando uma supermamadeira de leite, o que ocasionou sobrepeso, conforme a nutricionista da escola me alertou. Bastaram dois dias oferecendo água em vez de leite, e ele dormiu a noite toda. Na época ele tinha cerca de 1,4 ano.

Viagem a trabalho e culpa materna

Quinze dias é muito? Foi esse comentário que meu filho de 3 anos fez quando eu disse que iria viajar a trabalho. A culpa da mãe estava lá no alto da montanha, mas a vontade de aprender em um novo curso também. E a segunda prevaleceu...

O maridão, parceiro de todas as horas, concordou em ficar com o pequeno; e 'bora arrumar o mochilão! Reggio Emilia, aí vou eu, me inspirar pelas suas escolas e ruas... Conhecer por que essa cidade é tão especial para a mudança no olhar das escolas de educação infantil.

A culpa ainda estava pesando, até porque o dia das mães estava entre os 15 dias... Mas, em uma das conversas de vídeo na primeira semana:

— Filho, a mamãe está com saudades de você do tamanho de um dinossauro!

— Verdade, mãe? Eu estou só um pouquinho...

Chorei de rir... deixei a culpa de lado e curti ainda mais a viagem com a amiga! Ele estava bem!!

Foram quinze dias intensos de aprendizagem, novas realidades, novas vistas, descobertas, algumas decepções e muitas risadas. Viajar sempre é bom. Eu adoro! Com amiga, então? Muitas e muitas risadas...

Ri, me diverti muito, conversei sobre muitas coisas — educação, política, amor, amizades, cultura, línguas, sociedade, mapas, vida — nos perdemos e nos achamos... sem mapa!!! Resgatei coisas que não fazia há anos, e voltei para casa ainda mais feliz!

Como consequência, o laço do filho com o pai ficou ainda maior, e a independência também. Ele já se veste sozinho!... Sei que vai doer, quando ele acordar à noite, ouvi-lo pedir pelo pai, mas, como já escrevi acerca da primeira viagem de estudos, quando ele tinha 1 ano, ele tem duas pessoas para confiar.

Sei que não é fácil fazer isso... Envolve muitas coisas, como planejamento, organização, parceria para ter alguém para ficar com o filhote... Mas uma coisa eu aprendi. Não pode ser a culpa materna que nos impeça de ir...

Tenho certeza de que nos enxergarmos além da mãe fará bem para toda a família, principalmente nas consequências do meu olhar e na nossa felicidade!

Volto com mais bagagem de conhecimentos e mais leveza de ser!

Como escolher a escola?

Antigamente a escola certa era aquela próxima de casa, onde amigos da rua estudavam, assim como todos os parentes que por ali moravam. A professora morava no bairro e conhecia todas as famílias (ai de quem aprontasse!), e a metodologia era algo que nem se questionava. Em todas as escolas se ensinava o "bê-a-bá" da mesma forma. O A era da Abelhinha, o B era da Bola, e assim por diante. Nada de metodologias diferenciadas ou adaptações.

Hoje os tempos são outros, e cada escola possui liberdade para escolher a metodologia adequada para seu público. Tradicional, construtivista, sociointeracionista, Montessori, Waldorf, Freinet, e muitas outras mais, deixam uma grande dúvida na cabeça dos pais: "qual escola escolher?"

Mas por que é tão importante prestar atenção a esse tema? Depois de conhecer dezenas de escolas pelo Brasil e pelo mundo, percebi que o que faz o coração de uma escola pulsar é o vínculo dela com a aprendizagem. "Ah, Mari, mas toda escola é assim!" Será?

Quem é mãe de mais de um filho consegue observar a diferença de cada um em pequenos detalhes. Um é mais organizado, outro faz aquela bagunça no mesmo espaço de tempo. Um é questionador e enfrenta limites, e o outro aceita as regras sem pestanejar, certo? No mundo da escola também acontece assim. Cada escola possui seu estilo, sua metodologia, sua forma de lidar com regras, sua exigência e visão educacional. Por isso é tão importante pensar se seu filho "combina" com a escola escolhida. Sem falar nos detalhes de logística, alimentação e aulas complementares, que precisam se encaixar com a necessidade de cada família.

Para fazer a escolha certa, é preciso muita pesquisa sobre as instituições de ensino e conhecer bem o perfil de aprendizagem do seu filho. No entanto, cuidado com falsas promessas das escolas, bem como a interpretação do estilo do seu filho. Por exemplo, se seu filho é extremamente criativo e adora "viajar", realizando devaneios na aula, provavelmente a escola ideal para ele não é aquela com metodologia alternativa que possibilita excesso de criatividade, mas sim uma que saiba dosar a criatividade com a exigência — caso contrário, será difícil apresentar evolução na aquisição do conteúdo. O mesmo para o outro lado; se seu filho é extremamente metódico e regrado, talvez tenha dificuldades para lidar com rigidez excessiva. Tomar esse cuidado fará com que a criança tenha maiores oportunidades de se desenvolver, criando um vínculo positivo com a aprendizagem e adquirindo muitas outras coisas que a escola pode proporcionar, como desenvolvimento interpessoal, organização, criatividade, entre outros.

Outro alerta importante, especialmente se você for mãe de filhos menores de 6 anos. Infelizmente no Brasil existe a cultura de que escola de educação infantil pode ser gerenciada por qualquer um, basta gostar de crianças... Não caia nessa ilusão! Para ter uma escola é importante muito estudo!

Ao conhecer as escolas, tente perceber se seu filho se encaixa na proposta. Cuidado ao julgar a escola apenas com o olhar estético. Muitas vezes aquela que tem um parquinho lindo não possui uma metodologia adequada para o perfil do seu filho. Escola não é playground! Como diz o famoso educador Paulo Freire, "escola é feita de gente!" São as pessoas que fazem acontecer e que irão possibilitar a evolução do seu filho de forma adequada. São elas, as pessoas, que irão observar e perceber seu filho de forma individual. São elas que irão propor atividades interessantes, possibilitando que ele goste de aprender. São elas que irão lidar com situações difíceis que poderão surgir pelo caminho. São elas que irão enxergar detalhes em que às vezes nem você reparou. São elas que irão apresentar a proposta pedagógica, que você poderá questionar posteriormente se não estiver sendo realizada.

Portanto, tomar a decisão correta na escolha da escola pode fazer a diferença em todo o processo escolar do seu filho. Não deixe que esse momento seja influenciado por fatores secundários. Pare, pense, observe, questione. Isso irá ajudar nessa decisão! Dessa maneira você poderá ajudá-lo a gostar de aprender, tanto na escola quanto na vida.

Alerta importante para escola de educação infantil! Pergunte sobre seu acesso à escola. O ideal é que seja livre e transparente...

Veja o que perguntar em uma visita para escolher a escola (perguntas de ordem prática que ajudam a perceber a rotina, funcionamento, etc.):

1. Quais os turnos oferecidos e os limites de horário de entrada e saída?

2. Como é o acesso dos pais à escola? E o contato?

3. A escola disponibiliza alimentação? Existe cardápio, nutricionista ou projeto Cantina Saudável?

4. Como são as festividades e reuniões com as famílias?

5. Quais são as aulas especiais oferecidas? Existe custo extra?

6. Qual é a quantidade de alunos por turma no primeiro ano? E posteriormente?

7. Como é feita a formação da turma?

8. Existe transporte escolar?

9. Existe convênio com empresas de pronto-atendimento?

Perguntas pedagógicas (irão lhe ajudar a perceber o ensino da instituição):

1. Quais os conteúdos necessários que a criança precisa ter para ingressar no ensino fundamental?

2. Quais os princípios filosóficos da escola? Seguem algum princípio religioso? Qual?

3. Qual a metodologia da escola? Utilizam que tipo de material didático?

4. Como funciona o processo de adaptação da criança?

5. Como o primeiro ano do ensino fundamental é trabalhado com as crianças? (Ritmo, aulas, etc.)

6. Como é a lição de casa? Quantas vezes na semana?

7. Existe reforço escolar? A partir de que ano?

8. Como é o sistema de avaliação da escola?

9. Como é trabalhada a questão da criatividade na sala de aula? Existe espaço para isso ou essa questão deve ser trabalhada fora da escola?

10. Qual a formação dos professores? Existe formação continuada? Como? (Para mim essa é a pergunta mais valiosa! Professor que não estuda, ou que não para com o objetivo de refletir, não possibilita evolução.)

11. Trabalham com inclusão? Como é realizada?

12. Ao perceberem uma dificuldade da criança, qual o procedimento realizado?

Não deixe de perceber como você se sente em cada escola. Sentir-se bem e seguro fará com que você transmita o mesmo sentimento para a criança.

Abaixo, uma inspiração em um dia de alegrias, ao perceber a evolução pedagógica dentro da escola em que atuo...

Dia de reflexão e dia de sentir que estamos no caminho certo!

Escola de verdade a gente sente...
Sente o cheiro da sopa
Escuta o som das risadas
Enxerga as cores da vida!

Criança correndo,
Criança brincando,
Criança descobrindo

Cheiro de comida,
Cor de bagunça,
Som de alegria

Tem choro, tem queda, tem briga...
Tem gargalhada, tem pulo, tem vida!

Escola de verdade tem tudo isso!
Lagarta vira borboleta?
Semente vira flor?
Lagartixa vira jacaré?

Escola de verdade tem criança pensando, pesquisando, descobrindo!

Escola de verdade tem vínculo com a aprendizagem e com a diversidade!

Tem gente de todo tipo...

Que aprende vendo, que aprende lendo, que aprende vindo!!

Vindo para o mundo cheio de tudo, cheio de gente, cheio de vida!

Escola de verdade tem tinta no muro, brinquedos no parque e bolo no chão!

Tem professor pensando, adulto observando e coração pulsando!

Escola de verdade nunca para e quer sempre mais!!

Mais descobertas, mais novidades, mais aprendizagem!!

Sempre mais!!

Por mais escolas assim...

Socialização infantil e telas

Tenho recebido diversas famílias de crianças de cerca dos 2 aos 4 anos que buscam a escola por orientação médica. São crianças que não falam, não se socializam, não se concentram e possuem escuta seletiva (só ouvem o que querem). Muitas famílias vêm com o receio de a criança ter algum problema como hiperatividade ou autismo, e, após as conversas iniciais para conhecer um pouco da família, é possível perceber algumas características comuns:

- Crianças com mais de 2,5 anos que não falam;

- Pouca ou nenhuma interação com outras crianças, seja no parquinho, na praça, etc.;

- Um adulto cuidador exclusivo, que pode ser a mãe, a babá, a avó, que faz tudo o que a criança demonstra querer;

• Excesso de tecnologia (crianças que usam tablets, celulares ou TV por muitas horas durante o dia);

• Falta de contato com diversidade de elementos naturais, sociais ou alimentares: não aceitam pisar na areia, na grama ou mexer com tinta; não aceitam pessoas diferentes do seu convívio, assim como alimentos diferentes do que costumam comer sempre;

• Rotina direcionada pela criança e sem evolução: fazem a mesma rotina, com o mesmo formato, desde que a criança nasceu, por exemplo, oferecendo a mesma alimentação, como papinha batida, ou tendo os mesmos rituais, como dormir no colo;

• Excesso de proteção, que pode ou não se originar de algum evento importante, como um aborto prévio ou uma gestação de risco; assim como famílias que trabalham muito.

Tendo observado a multiplicação desses casos, achei importante escrever sobre o tema. Na verdade, eu adoraria conversar antes com as famílias. Pois, apesar de conseguirmos reverter muitas dessas situações, se atuarmos de forma diferente podemos evitar que cheguem a esse ponto.

Somos seres sociais, vivemos em grupo e pertencemos a núcleos de pessoas. Ninguém vive sozinho, e principalmente na infância é fundamental que a criança tenha contato com a diversidade que existe no mundo. Seja no contato com pessoas diferentes, que mostram outras maneiras de se relacionar, de falar, de brincar; seja com materiais diferentes do que temos em casa (normalmente, brinquedos lisos de plástico); ou seja na evolução da rotina, que sempre foi a mesma.

Ao nos relacionarmos com o outro conhecemos o mundo, que é feito de relações, e com isso desenvolvemos habilidades! Habilidade de falar, habilidade de se relacionar, habilidade de aprender a esperar o amigo ir na frente, a habilidade de escutar o outro falar, a habilidade de ter autonomia e saber comer sozinho ou se posicionar diante de uma situação ruim (quando, por exemplo, um amigo pega o brinquedo), a habilidade de compreender o "não" e não sofrer com isso, e principalmente a habilidade de se sentir capaz de fazer diferentes coisas e evoluir.

Para que possamos desenvolver habilidades sociais, precisamos estar conectados ao mundo real, onde acontecem essas situações, e não ao mundo virtual, onde normalmente somos passivos e apenas recebemos músicas, vídeos e jogos sem interagir com o outro.

Muitas dessas crianças que citei ficam horas e horas na frente de um tablet/celular/televisão. Sei que no mundo de hoje todos somos conectados, no entanto nós, os adultos, já aprendemos a nos relacionar, e com isso o "gap" não é tão grande... Agora, para uma criança que ainda não aprendeu a ser social, isso pode ser uma grande barreira. Por isso peço que você pare e pense. Quanto tempo seu filho fica no tablet/celular/TV? Ele realmente precisa ficar esse tempo, ou isso facilita que você possa fazer outras atividades? É claro que hoje em dia recorremos a uns minutos em frente às "babás eletrônicas", mas esse período (que excede uma hora diária) poderia ser trocado por uma brincadeira cantada, um pega-pega ou uma atividade de massinha/pintura?

Estudos recentes comprovam um novo olhar para o chamado "autismo virtual". As crianças estão trazendo sinais muito próximos desse estado, que até hoje não possui cura e de que não se sabe a causa, porém é crescente. Na minha opinião, essa é uma situação de saúde pública à qual todos precisamos ficar atentos. Na Romênia, um dos locais que possui estudos sérios sobre essa questão, a primeira medida, ao perceber os sintomas, é a extinção total das tecnologias para a criança. Antes de chegarmos a esse ponto, veja a seguir algumas dicas para que seu filho não entre dentro desse quadro:

1. Converse com seu filho! Muitas famílias comentam comigo: "Como ele não fala, eu não falo com ele, pois acho que ele não

entende." Ele entende, sim, e se ele não entende, só começará a fazê-lo no momento em que você falar com ele!

2. Desligue o tablet e vá brincar! De tinta, de cozinhar, de fazer bolo de areia, de pecinhas de montar, de cantar. Interaja com seu filho desde sempre!

3. Mostre o mundo a ele. Não o deixe dentro de casa, onde tudo é sempre igual... Apresente a textura das árvores, a areia do parquinho, a grama da praça. No momento em que você apresentar o diferente, ele entenderá que as coisas não são sempre iguais, e com isso aprenderá a aprender! Crianças que tocam sempre as mesmas coisas não entendem que o diferente é bom. Ah, e não tem problema se sujar: autorize a sujeira! Seu filho chorou quando derrubou suco na roupa? "Sem problema filho; depois que jantarmos, trocamos." Não troque na hora!

4. Reflita sobre a rotina! A rotina da sua família funciona da mesma maneira há mais de seis meses? Seu filho já anda e ainda toma banho de banheira? Come a mesma textura e já tem dentes? Dorme do mesmo jeito? Isso pode gerar alguns problemas, como uma criança que "não cresce", e se eu não cresço, por que vou querer falar e me relacionar?

5. Não chame seu filho de "bebê". Ele tem um nome, e se você chamá-lo pelo nome, ele entenderá. Muitas famílias me dizem: "ele só se chama de 'bebê'." Provavelmente ele está fazendo o que fazem com ele.

6. Procure uma boa escola (conheço um ótima para indicar! rs...) ou atividades em que seu filho possa se relacionar com outras crianças. Costumo brincar que a criança após um ano passa a ter torcicolo ao olhar o mundo sempre para cima... Criança precisa de outras crianças da mesma faixa etária para ver o mundo de igual para igual.

Se atentarmos a essas dicas, teremos muito menos problemas sociais com os pequenos (que um dia serão adultos) e, ouso dizer, muito menos casos de isolamento social, autismo virtual ou déficit de atenção.

Se você gostou do texto, compartilhe com quem tem um filho pequeno ou está no caminho... Podem parecer dicas simples, mas, acreditem, farão a diferença!

Período integral ou meio período? A difícil decisão de escolher o melhor horário para seu filho estudar

Muitas famílias ficam em dúvida sobre em qual horário colocar o filho na escola. Período integral não é muito tempo? O que eu faço com meu filho pela manhã, se preciso trabalhar? Ele não ficará "largado" na escola?

Essas são algumas perguntas que surgem na cabeça dos pais e mães ao chegarem à fase das decisões escolares. Seja no berçário, seja no ensino fundamental, uma hora essa pergunta surge, especialmente quando ambos os pais trabalham fora. A dúvida sobre deixar as crianças o período todo na escola é recorrente e muito válida diante da realidade atual.

Para fazer a escolha certa, é importante observar o contexto em que a criança se encontra. Algumas perguntas ajudam nessa reflexão:

• *Quem ficará com a criança caso a opção seja meio período?*

Essa é uma pergunta fundamental, pois a companhia influencia muito na educação da criança. Se for uma pessoa bem preparada, com paciência, dedicação e prazer de estar com crianças, a relação é uma. Se for uma pessoa que precisa dividir a atenção entre criança e casa, dar conta de diversas atividades e não possuir instrução e calma, a situação é outra. Cuidar de criança dá trabalho, e exige dedicação e interesse. E sejamos sinceros: nem todos possuem esse "dom".

• *O que essa criança ficará fazendo em casa?*

Ao decidir ficar em casa no período contrário ao escolar, vale observar quais são as atividades a serem realizadas pelas crianças. Passar a manhã inteira na frente da televisão ou computador, guardando energia para liberar negativamente ao chegar à escola, não é a melhor opção. Que tal um passeio na praça ou no parque? Essa opção é válida para a dinâmica da casa? Caso contrário, estar em um local com atividades mais bem preparadas e direcionadas ao mundo infantil pode ser uma opção mais coerente...

• *Como funciona o período integral na escola?*

A maioria das escolas de hoje possibilita o período integral, porém nem todas pensam nessa modalidade com cuidado. Não deixe de perguntar quais serão as atividades desenvolvidas e os espaços utilizados. Existe variedade, ou o pensamento da instituição é voltado exclusivamente para a ludicidade? Criança deve, sim, ter tempo para brincar, porém a rotina e a variedade de atividades também são importantes. Questionar a escola sobre a preparação dos funcionários que atuarão nesse momento é fundamental. Isso vale para a pessoa que cuida da criança em casa.

• *Como fica a lição de casa?*

A lição de casa é uma forma de a família acompanhar as atividades e os conteúdos escolares. Perceber como a criança pensa, observar se está "dando conta", e mesmo qual o conteúdo trabalhado, é uma maneira de acompanhar a evolução escolar dos filhos. No entanto, a quantidade de lições, e mesmo a forma de orientação, pode trazer alguns conflitos. Caso a criança passe o dia inteiro longe da família e ao chegar em casa ainda necessite fazer uma lição complexa, a atividade pode gerar desgaste. Pergunte se, ao optar pelo integral, existe a opção de a criança fazer a lição na escola, mas busque outra maneira de acompanhar o desenvolvimento do seu filho.

- *E a alimentação?*

Pode parecer uma pergunta simples, mas programar o almoço, perceber se a criança está se alimentando adequadamente, cozinhar, lavar louça, etc., requer tempo e organização. Atualmente as escolas precisam seguir um cardápio elaborado por nutricionista, equilibrado e ao mesmo tempo saboroso. Porém, perceber se a criança está ou não comendo o que está no cardápio é outra história. Se a opção for pela escola, questione como será esse acompanhamento.

- *Vou ter tempo com meu filho?*

Essa é a pergunta mais "dolorosa", pois muita gente se sente culpada ao deixar os filhos muitas horas na escola. No entanto, costumo dizer que o que mais importa é a qualidade do tempo que você passará com seu filho, não a quantidade! Já vi muitas mães que optam por trabalhar meio período, ou ser donas de casa, com a intenção de ter esse tempo com a criança; no entanto, precisam dividir a atenção com a casa, trabalhos virtuais, entre outros, e acabam não conseguindo dar a atenção necessária. Independentemente da escolha, organize-se para que a qualidade da relação com seu filho seja maior que a quantidade de tempo sem qualidade. Ao chegar em casa, deixe o celular de lado, esqueça da louça, jogue um jogo de tabuleiro ou um quebra-cabeça, olhando nos olhos, e isso valerá muito mais do que ficar a manhã inteira dividindo essa atenção com centenas de outros afazeres.

• *Existe outra opção?*

Essa é uma pergunta interessante, pois muitas escolas estão possibilitando outras formas de rotinas: período integral apenas algumas vezes na semana, ou o semi-integral, chegando não tão cedo na escola, podem ser formas de conciliar a rotina do trabalho puxado com a maternidade/paternidade. Se seu trabalho possibilitar a flexibilidade de horário, programe-se. Dessa forma, se conseguir ficar um ou dois dias com as crianças durante meio período, você terá uma relação de maior qualidade com seus filhos. Organizar a rotina entre os responsáveis pelas crianças para que fiquem menos horas (e não 12 longas horas) também é uma opção — enquanto um leva para a escola, outro busca. Em minha opinião, a criança não deve ficar mais de oito horas no ambiente escolar.

Essas são algumas perguntas que buscam auxiliar nessa difícil decisão. Não existe uma única opção, pois a rotina e a dinâmica de cada família são decisivas para a escolha certa! No entanto, nunca deixe de pensar que seus filhos sempre serão seus filhos, e que a responsabilidade de educar é principalmente da família; a escola apenas auxilia nessa importante tarefa, independentemente do tempo passado com ela.

Que tipo de escola escolher? Metodologias e possibilidades

Outro dia estava brincando com o pequeno, meu irmão e minha cunhada, e Vítor trouxe a ideia: “Mamãe, vamos brincar de escolinha?”

“Claro, vamos!”

Sem pestanejar, ele respondeu que ele era o professor... e foi conduzindo a brincadeira...

— Hora de trabalho em grupo... Vocês usam estas peças, e vocês, esta; depois troca. Depois é hora do lanche...

Minha cunhada perguntou se ele tinha quadro para brincar de escolinha... Ele olhou com uma carinha de quem não entendeu... Na verdade ele até tem um quadrinho com giz, mas como na escola não tem aula expositiva, ele encontrou outra forma de reproduzir a brincadeira...

Quando éramos crianças, a disputa era para o papel do professor que escrevia no quadro, colocava uma boneca atrás da outra e dava muitas broncas... Lembro que eu sempre era a "quietinha" da sala... e minha colega a profe – bem brava, por sinal! Se desrespeitasse, até o giz voava...

Ao contar essa situação para outras mães, descobri um novo modo de brincar de "escolinha"... Crianças que fazem "territórios" pela sala de casa, conduzem uma "exploração" no pátio da escola e organizam um "contexto"...

Crianças que vão guardar na memória e reproduzir uma brincadeira diferente de "escolinha"...

Ainda existe a disputa pelo papel do professor, uma figura que organiza, traz as propostas e coordena a turma, mas um professor que não necessariamente fica no quadro escrevendo e dando bronca...

Sempre digo que a escola é formadora de cultura, e nessas situações podemos ver o exemplo disso... Pense no orgulho da mãe pedagoga ao ver o filho-professor coordenando um "trabalho em grupo"!

Costumo dizer que ainda vamos mudar o mundo... E vamos começar pela escola!

No entanto, hoje existem diversos tipos de escola... As metodologias são muitas, e por isso achei importante explicar as diversas metodologias existentes. Quem me conhece sabe que sou mais a favor da inovação, e não concordo muito com as metodologias mais tradicionais. Prova disso é que a escola em que trabalho é inspirada na abordagem Reggio Emilia... Se o mundo mudou tanto, por que a escola não muda? Contudo, também defendo a ideia de que cada criança tem um perfil de aprendizagem, e dependendo da criança o ideal é escola tradicional, sim!

Para facilitar, fiz um resumo sobre as metodologias de hoje em dia...

Tipos de metodologia

Metodologia vem da palavra método, originária do latim METHODUS, "maneira de ir ou de ensinar", do grego METHODOS, "investigação científica, modo de perguntar", ou seja, a forma de ensinar em cada escola é (ou deveria ser) descrita por sua metodologia. Mas por que a metodologia é tão importante?

Posso dar alguns exemplos pessoais para explicar como o meu processo de ensino ocorreu, e talvez seja mais fácil compreender. Quando éramos crianças, a maioria dos processos de alfabetização era feita de forma tradicional, por meio das famílias silábicas (BA- BE- BI- BO- BU). Quem se lembra do alfabeto desenhado representando as letras? A de abelha, B de bola, C de casa? Ao trabalharmos a letra V, vinha a famosa frase "Ivo viu a uva". Isso por que o que mais importava era o som que a palavra fazia. Eu morria de curiosidade de saber quem era o "Ivo"! Imaginava um menino gordinho de cabelo cacheado, não sei por quê...

Atualmente muitas escolas passaram a utilizar o chamado método global. Essa metodologia parte do princípio de que a criança possui um conhecimento prévio, e por isso é possível alfabetizar baseado em algum conhecimento que a criança já tenha. Por exemplo, ao conhecer o nome dos amigos e o seu nome. Para uma criança é muito mais significativo conhecer a letra V, que é do nome do amigo Vítor, com o qual possui um vínculo afetivo, do que ficar falando, escrevendo e imaginando quem é o Ivo.

A maneira de ensinar pode facilitar ou dificultar as coisas. Não existe certo ou errado, apenas são maneiras diferenciadas, e é fundamental os pais entenderem como é a metodologia aplicada pela escola de seu filho. Veja abaixo um resumo de algumas das principais metodologias utilizadas hoje em dia no Brasil. Para exemplificar, vou escolher um único conteúdo e tentar dizer como ele seria aplicado em cada metodologia. O conteúdo escolhido será "flores":

Construtivista

Baseado principalmente em Piaget, compreende que a aprendizagem ocorre pelo desenvolvimento natural da criança. Nessa abordagem, entende-se que a criança consegue aprender em seu tempo e com mais autonomia, sem tanta intervenção do outro (professor/grupo). O professor apresentaria as flores, a criança iria observar e tiraria suas conclusões. O professor poderia fazer algumas perguntas para auxiliar a criança na aprendizagem. Porém se ela quisesse desenhar uma flor sem pétalas, tudo bem. A teoria entende que uma hora a criança iria observar que existem pétalas nas flores.

Democrática

A escola democrática entende que a criança possui liberdade de escolha e definição do que pode aprender. Muitas já não possuem salas físicas com aulas expositivas, e os projetos desenvolvidos em grupo e/ou individualmente são o eixo de sustentação. Um grupo pode ter crianças de várias idades. Forte exemplo é a Escola da Ponte, em Portugal, famosa por sua metodologia e autonomia dos alunos. O tema "flores" poderia ser desenvolvido por um grupo de alunos, se assim quisessem, e poderia explorar desde a anatomia vegetal da planta, surpreendendo pelo conteúdo abordado, ou pode ser que não fosse trabalhado por nenhum grupo, caso não houvesse interesse.

Freiriana

Baseado no pensamento do brasileiro Paulo Freire, a metodologia sempre buscou desenvolver cidadãos pensantes. Não descarta a importância das vivências, cultura e realidade que o aluno vive, e acredita que sua evolução possa contribuir com a sociedade. Parte da realidade que o aluno vive e acredita que o professor precisa desenvolver a confiança de cada aluno para que esse se perceba capaz, dessa forma evoluindo. A atividade com flores poderia ser a partir das flores do quintal da escola, escutando das crianças se já plantaram flores ou quais as flores que possuem em suas casas e de seus parentes.

Freinet

A escola Freinetiana, baseada no francês Celestin Freinet, compreende que a criança é um ser crítico, capaz, e que possui suas ideias. O grupo de alunos, conduzido pelo professor, iria realizar uma aula das descobertas (aula-passeio) ao jardim botânico, e pela vivência as crianças conheceriam diferentes tipos de flores. Um debate poderia ser realizado. Além de catalogar e fazer um jornal sobre o tema que aprenderam.

Montessoriana

Desenvolvida pela médica educadora italiana Maria Montessori, a metodologia compreende que a criança precisa de autonomia para realizar sua evolução. Necessita observar e perceber seus próprios erros e aprender com eles. O uso de atividades manuais é constante, e o professor é bastante observador para perceber a evolução de cada criança. A atividade poderia ser por meio de bordado de flores, onde a criança escolheria qual flor bordar.

Optimism

Uma metodologia espanhola, que aos poucos está chegando ao Brasil. Possui o olhar individual para a criança, e defende professores capacitados para a educação individualizada. A criança precisa estar preparada para aprender, e o professor necessita ter um olhar individual sobre o amadurecimento e abertura de aprendizagem de cada um. Algumas dessas escolas optam por separar meninos de meninas. O tema flores seria abordado se a criança mostrasse amadurecimento para adquirir o assunto e quando o professor percebesse essa potencialidade.

Reggio Emilia

Originária da região norte da Itália, essa metodologia foi criada no pós-guerra por uma comunidade de pais que buscavam que seus filhos pudessem ser crianças críticas, sensíveis e livres. Tendo como lema o poema "As cem linguagens", entende que a aprendizagem é feita de muitas experiências e vivências. Malaguzzi é considerado o mentor, mas também possui base em Vygotsky, Piaget, Montessori, Wallon, Dewey, etc. O tema "flores" seria abordado por meio de diferentes experiências estéticas com flores dispostas de formas diferenciadas, como vasos de muitos tamanhos, mesa de luz para observar as tonalidades das pétalas, e diversas vivências.

Sociointeracionista

Baseada nos teóricos Piaget e Vygotsky, compreende que a criança aprende por desenvolvimento e estímulo social. Ou seja, se está inserida num meio social, poderá aprender com ele. A troca de informações é feita tanto pelo professor quanto pelos alunos, e o papel do professor é intermediar o conhecimento. Ao trabalhar com o tema escolhido, o professor pode levar diferentes tipos de flores para a sala e solicitar que os alunos também levem. Por meio de questões como "Para que servem as flores?"; "De que cor são as flores?"; "Quais os tamanhos de flores?"; "De onde vêm as flores?", o professor buscaria ajudar a criança a aprender o tema abordado. Sugeriria a troca de flores e informações com o grupo para que mais conteúdos pudessem ser adquiridos.

Tradicional

Nessa abordagem a professora levaria uma flor ou uma fotografia de flor à sala, explicaria que as flores são as responsáveis pela reprodução das plantas e ensinaria todos a desenhar a mesma flor, com pétalas vermelhas e caule verde. Caso a criança fizesse de outra maneira, seria considerado errado. Provavelmente todos estariam sentados nas carteiras, um atrás do outro, e o professor na frente.

Waldorf

A escola Waldorf é considerada a mais alternativa e naturalista de todas. Idealizada pelo austríaco Rudolf Steiner, condena o uso de tecnologia e materiais não naturais, como brinquedos prontos e televisão. Por meio de canções, arte, atividades manuais e ludicidade, compreende que a pessoa se desenvolve pelos chamados "setênios". Ou seja, a cada sete anos há uma grande mudança, tanto emocional quanto corporal. Quanto ao conteúdo "flores", a criança teria contato direto e exploraria perfume, cores, textura realizando alguma atividade artística, musical, e faria tintas naturais das pétalas.

Não raro você encontrará escolas que dizem possuir um mix de metodologias. Concordo que muitas possam se completar, mas o importante é perceber a essência de cada uma. Se uma escola se diz Construtivista e você percebe excesso de atividades prontas, como xérox, desconfie. O mesmo se perceber uma escola dita Waldorf que possua muitos brinquedos de plástico. O ideal é definir qual metodologia tem maior relação com seu filho e sua família, e aprofundar os estudos na metodologia, para então perceber se o que apresentam é a realidade.

Estas palavras não são um fechamento...

Na verdade são uma abertura para que sempre haja novas reflexões sobre a rotina e a responsabilidade de criar um filho. Não é fácil, mas também não é impossível. Quantas de nós, mulheres, já educamos milhares de crianças? Claro que não conseguimos (e não queremos) fazer como nossas mães e avós, mas somos capazes de modificar e transformar a educação de crianças pequenas em algo prazeroso e menos cansativo.

Dividir as tarefas de casa, não tratar o filho como há três meses, permitindo uma evolução sadia e coerente com o desenvolvimento, e oferecer "doses homeopáticas" de frustração são algumas das ações possíveis de realizar na correria do dia a dia da maternidade possível. As birras no mercado podem ser controladas, os choros noturnos diminuídos, as "guerras" para entrar no banho estagnadas... Mas sempre precisaremos encontrar paciência, um abraço e um café para dividir as angústias da maternidade. Tenha paciência com você mesma. Eles crescem, e você ainda sentirá falta deste tempo que parece não chegar ao fim. Respire fundo, trabalhe a culpa que parece nos perseguir todos os dias e se permita ser a mãe possível, com doses extras de paciência!

Com carinho,

de uma mãe possível...

Receita para o filho de uma maternidade possível

*Doses homeopáticas de frustrações diárias (esperar um pouquinho para ganhar o pão do café da manhã, ou não ganhar mimos todos os dias).

*Elogios sinceros de capacidades reais (não adianta ficar soltando elogios sem significado).

*Permissão para o tédio (restrinja celular, TV ou tablet durante a semana, auxiliando seu filho na construção do ócio, e com isso, da criatividade).

*Nutrientes frescos e cheios de amor (convide seu filho para cozinhar o jantar com você, fazendo desse momento um ato de parceria e amor).

*Quarenta minutos de atenção diária sem tecnologia: brinque, jogue, faça cócegas e olhe nos olhos do seu filho diariamente.

Comprimidos extras de paciência...

Mexa tudo com amor e cuidado, aqueça com um cobertor bem quentinho numa noite de inverno e guarde no coração essas memórias, que no futuro irão lhe trazer saudades!

Leia também, da Editora InVerso

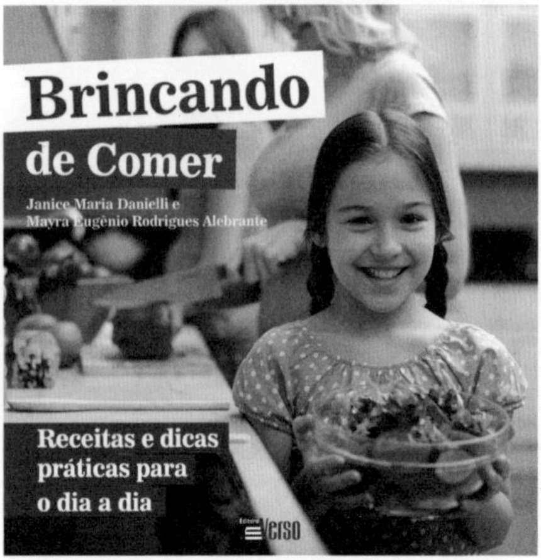

Brincando de Comer

Você lembra como foi sua alimentação na infância? Busque na sua memória aquela receita saindo do forno, aquele cheirinho misturado com tantas outras sensações, como a família reunida para o café da tarde, aquele lanchinho que só a sua mãe sabia fazer, ou até mesmo aquele piquenique com os amigos em que você se divertia tanto. Sabe essa memória que te faz voltar no tempo e se sentir lá naquela ocasião tão especial? É ela que queremos resgatar!

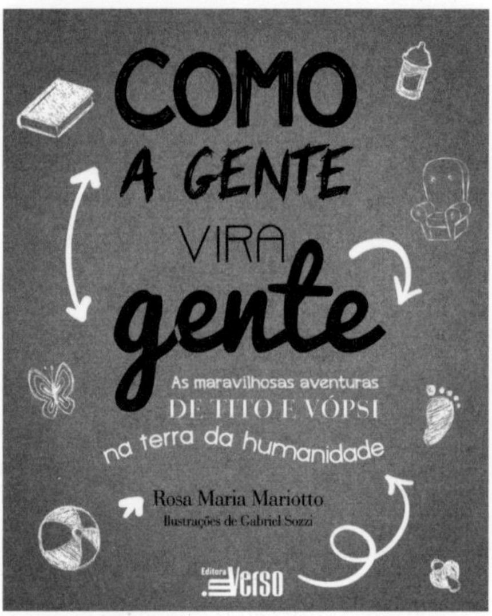

Como a Gente vira Gente

A aventura de ser avó de primeira viagem rendeu várias postagens da psicóloga Rosa Maria Mariotto nas suas redes sociais.

Sob o pseudônimo de Vópsi, Rosa narra as histórias das descobertas, tanto dela como avó, quanto as do Tito, seu neto. Em tom descontraído, como uma conversa entre amigos, traz seu conhecimento clínico para o dia a dia desta relação. Por conta disso, há um entendimento através das situações diárias e o envolvimento com os leitores é muito maior, tornando a leitura um exercício prazeroso, sensível e instrutivo!